Gershom Koman

Perioperative Thromboseprophylaxe in der deutschen Neurochirurgie

Gershom Koman

Perioperative Thromboseprophylaxe in der deutschen Neurochirurgie

Protokolle und Risikobewertung

Südwestdeutscher Verlag für Hochschulschriften

Impressum / Imprint

Bibliografische Information der Deutschen Nationalbibliothek: Die Deutsche Nationalbibliothek verzeichnet diese Publikation in der Deutschen Nationalbibliografie; detaillierte bibliografische Daten sind im Internet über http://dnb.d-nb.de abrufbar.

Alle in diesem Buch genannten Marken und Produktnamen unterliegen warenzeichen-, marken- oder patentrechtlichem Schutz bzw. sind Warenzeichen oder eingetragene Warenzeichen der jeweiligen Inhaber. Die Wiedergabe von Marken, Produktnamen, Gebrauchsnamen, Handelsnamen, Warenbezeichnungen u.s.w. in diesem Werk berechtigt auch ohne besondere Kennzeichnung nicht zu der Annahme, dass solche Namen im Sinne der Warenzeichen- und Markenschutzgesetzgebung als frei zu betrachten wären und daher von jedermann benutzt werden dürften.

Bibliographic information published by the Deutsche Nationalbibliothek: The Deutsche Nationalbibliothek lists this publication in the Deutsche Nationalbibliografie; detailed bibliographic data are available in the Internet at http://dnb.d-nb.de.

Any brand names and product names mentioned in this book are subject to trademark, brand or patent protection and are trademarks or registered trademarks of their respective holders. The use of brand names, product names, common names, trade names, product descriptions etc. even without a particular marking in this works is in no way to be construed to mean that such names may be regarded as unrestricted in respect of trademark and brand protection legislation and could thus be used by anyone.

Coverbild / Cover image: www.ingimage.com

Verlag / Publisher:
Südwestdeutscher Verlag für Hochschulschriften
ist ein Imprint der / is a trademark of
AV Akademikerverlag GmbH & Co. KG
Heinrich-Böcking-Str. 6-8, 66121 Saarbrücken, Deutschland / Germany
Email: info@svh-verlag.de

Herstellung: siehe letzte Seite /
Printed at: see last page
ISBN: 978-3-8381-3501-4

Zugl. / Approved by: Halle, MLU, Diss., 2012

Copyright © 2012 AV Akademikerverlag GmbH & Co. KG
Alle Rechte vorbehalten. / All rights reserved. Saarbrücken 2012

Inhaltsverzeichnis

1.	Einleitung	1
2.	Ziel der Arbeit	3
3.	Methodik	4
4.	Ergebnisse	5
4.1.	Heparin	5
4.1.1.	Verwendung von Heparin	5
4.1.2.	Art des Heparins	6
4.1.3.	Beginn der Heparingabe	8
4.1.4.	Beendigung der Heparingabe	10
4.2.	Antithrombotische Strümpfe	12
4.2.1.	Verwendung von antithrombotischen Strümpfen	12
4.2.2.	Beginn der Anwendung antithrombotischer Strümpfe	13
4.2.3.	Beendigung der Anwendung antithrombotischer Strümpfe	13
4.3.	Risiko-Nutzen-Bewertung	15
4.3.1.	Einschätzung der Senkung des Thromboserisikos	15
4.3.2.	Einschätzung des Risikos für eine klinisch relevante Nachblutung	18
4.4.	Änderung eines Regimes zur Thromboseprophylaxe	21
5.	**Diskussion**	22
6.	**Schlussfolgerungen und Perspektiven**	30
7.	**Zusammenfassung**	31

Abkürzungen und Symbole

Da	Dalton
€	Euro
min	Minute
IE	Internationale Einheit
OP	Operation
d0	Tag der Operation
d1-10	1. - 10. postoperativer Tag

1. Einleitung

Eine perioperative Thromboseprophylaxe ist in den meisten chirurgischen Fächern üblich. Ihre Form wird den Risikofaktoren des Patienten und dem Eingriff angepasst (Geerts et al., 2004). Zur Verfügung stehen neben physikalischen Methoden auch pharmakologische Mittel. Die Gabe von Heparin hat sich hier seit Ende der 70er Jahre als Standardmethode etabliert. Neben unfraktioniertem Heparin werden mittlerweile weitverbreitet niedermolekulare Heparine eingesetzt, je nach Anwendungsfall als alleinige Prophylaxe oder in Kombination mit physikalischen Methoden. Auch wurden neuere Substanzen mit antithrombotischer Wirkung entwickelt und erprobt (Fareed, 1991; AWMF, 2009).

In der Neurochirurgie wurde der Verwendung von Heparin zur Thromboseprophylaxe zurückhaltender begegnet. Der Grund für diese Zurückhaltung liegt in der Sorge, durch die Gabe von Heparin das Risiko für eine hämorrhagische Komplikation zu erhöhen. Eine lebensbedrohliche oder eine neurologisch beeinträchtigende intrakranielle oder intraspinale Nachblutung würde den Nutzen einer perioperativen Thromboseprophylaxe konterkarieren. Die routinemäßig verwendeten Heparine sind nach einem neurochirurgischen Eingriff formal kontraindiziert, und schon das Vorhandensein zahlreicher neurochirurgischer Krankheitsbilder stellt eine Gegenanzeige für ihren Gebrauch dar (Rote Liste, 2010). Auf der anderen Seite weist der neurochirurgische Patient durch Risikofaktoren wie Alter, Paresen, intrakranielle Eingriffe oder eine Tumorerkrankung mit den einhergehenden Veränderungen der Blutgerinnung häufig ein insgesamt erhöhtes Risiko für ein thrombembolisches Ereignis auf (Geerts et al., 2004).

Es besteht Einigkeit darüber, dass der Ausbildung einer tiefen Venenthrombose oder einer pulmonalen Embolie in erster Linie durch geeignete Prophylaxe zu begegnen ist. Für die pharmakologische Thromboseprophylaxe mit Heparinen ist bislang unklar, welcher Modus das günstigste Risiko-Nutzen-Verhältnis birgt.

Bei einer Befragung von 34 deutschen neurochirurgischen Kliniken im Jahr 1998 stellte *Raabe* teilweise deutlich voneinander abweichende Protokolle zur Thromboseprophylaxe fest. Allein der Zeitpunkt für den Beginn der Heparingabe bei Kraniotomien variierte von präoperativ über die ersten acht postoperativen Stunden bis zum dritten postoperativen Tag. Neben dem Zeitpunkt des Beginns und der Ende der Heparingabe sind auch Ein- und Ausschlußkriterien, die verwendete Substanz, die Tagesdosis und die Verteilung derselben sowie die Kombination mit einer physikalischen Methode Punkte, in denen sich diese Protokolle unterscheiden.

Ein Konsens über die optimale, also sowohl sichere als auch effektive Vorgehensweise bei der perioperativen Thromboseprophylaxe in der Neurochirurgie ist erstrebenswert. Um diesen zu erreichen stellt sich zunächst die Frage, wie die Thromboseprophylaxe derzeit durchgeführt wird, welche Unterschiede von Klinik zu Klinik bestehen, und ob sich in den letzten Jahren eine standardisierte Verfahrensweise herausgebildet hat.

2. Ziel der Arbeit

Die noch vor wenigen Jahren von *Raabe* beschriebenen Unterschiede in der Thromboseprophylaxe für ein umschriebenes operative Spektrum an deutschen neurochirurgischen Kliniken ließen die Frage aufkommen, ob und wie sich die verschiedenen Protokolle mit der Zeit angleichen. Mit dieser Arbeit soll ein umfassender Überblick darüber gewonnen werden, in welcher Weise neurochirurgische Kliniken in Deutschland derzeit Heparine und physikalische Methoden zur Thromboseprophylaxe einsetzen.

Wie einleitend ausgeführt, mangelt es an Daten, die für einen bestimmten Modus der Heparingabe eine fundierte Beurteilung des Risiko-Nutzen-Verhältnisses im Vergleich zu anderen Modi ermöglichen. Die Entscheidung für eine bestimmte Vorgehensweise wird daher maßgeblich von der klinischen Erfahrung des Entscheidungsträgers an der jeweiligen Einrichtung bestimmt. Mit dieser Arbeit soll daher außerdem ein Überblick über die subjektive Beurteilung des Nutzen und des Risikos der Heparingabe erreicht werden.

In einen größeren Kontext gestellt, ist mit einer Übersicht dieser Art die Planung weiterer Arbeiten möglich, mit dem Ziel letztlich einen Standard in der perioperativen Thromboseprophylaxe in der Neurochirurgie zu erreichen.

3. Methodik

2007 wurden Fragebögen an 130 neurochirurgische Kliniken und Fachabteilungen in Deutschland verschickt.

Die 21 Abschnitte des Fragebogens erfragten im ersten Teil den Modus der routinemäßigen Thromboseprophylaxe sowie im zweiten Teil die subjektive Einschätzung der Wirksamkeit und des Risikoprofils einer medikamentösen Thromboseprophylaxe mit Heparin in Abhängigkeit von der Art des Eingriffs. Der gesamte Fragebogen ist in der Originalfassung in Anhang I einzusehen.

Im ersten Teil des Fragebogens wurde zwischen extraduralen Eingriffen an der Wirbelsäule, Eingriffen an der Wirbelsäule mit Eröffnung der Dura mater spinalis, intrakraniellen Hämatomentleerungen und intrakraniellen Eingriffen an Gefäßen oder zur Behandlung eines Tumors unterschieden. Die perioperative Phase wurde in einzelne Tage unterteilt, am OP-Tag konnte in eine prä- und eine postoperative Phase unterschieden werden. Ebenso erlaubte es der Aufbau des Fragebogens, eine sich im Verlauf ändernde initiale Behandlung anzugeben. Es wurde nach der Art der verabreichten Substanz, ihrer Dosierung sowie nach Beginn und Dauer der Gabe gefragt. Darüberhinaus wurde die Verwendung von antithrombotischen Strümpfen oder anderer physikalischer Methoden erfragt, auch hier im Hinblick auf Beginn und Dauer der Anwendung. Im zweiten Teil des Fragebogens fragten wir nach der subjektiven Einschätzung der Risikosenkung für die Ausbildung einer Thrombose sowie der Risikoerhöhung für ein klinisch relevantes Blutungsereignis durch die Gabe von Heparin bei einer hypothetischen Gabe ab dem ersten, dem dritten und dem fünften postoperativen Tag. Erneut wurde nach intrakraniellen und spinalen Eingriffen differenziert.

Zurückgesandte Fragebogen wurden auf ihre Vollständigkeit und Eindeutigkeit überprüft. Die aus geeigneten Fragebögen erhältlichen Daten wurden in ein Tabellenkalkulationsprogramm (Numbers, Apple Inc.) übernommen, um prozentuale Anteile zu berechnen und Diagramme zu erstellen.

4. Ergebnisse

103 Fragebögen wurden zurückgesandt und waren zur Analyse geeignet.

4.1. Heparin

4.1.1. Verwendung von Heparin

Von 103 Kliniken verwenden 102 bei mindestens einem der erfragten Eingriffe unfraktioniertes oder niedermolekulares Heparin.

Bei extraduralen Eingriffen an der Wirbelsäule liegt das Verhältnis bei 102:1 (99% vs. 1%), bei Eingriffen an der Wirbelsäule mit Eröffnung der Dura mater spinalis bei 99:4 (96,1% vs. 3,9%), bei intrakraniellen Eingriffen an Gefäßen oder zur Entfernung eines Tumors bei 95:8 (92,2% vs. 7,8%) und bei intrakraniellen Hämatomentleerungen bei 86:17 (83,5% vs. 16,5%).

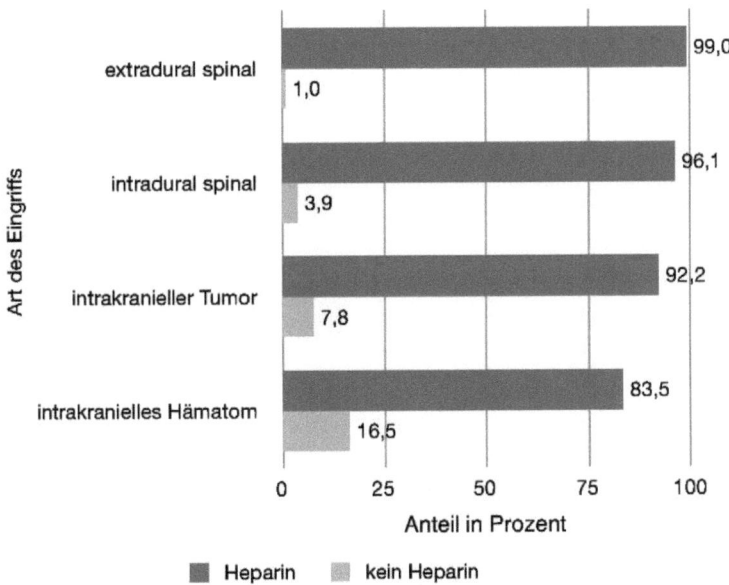

Abb. 1: Verwendung von Heparin in Abhängigkeit von der Art des Eingriffs

4.1.2. Art des Heparins

Dabei verwenden abhängig von der Art des Eingriffs 17-19 (16,5-18,4%) Kliniken Certoparin, 12-19 (11,7-18,4%) Kliniken Dalteparin, 38-45 (36,9-43,7%) Kliniken Enoxaparin, 14-16 (13,6-15,5%) Kliniken Nadroparin, keine Klinik Reviparin, eine (1%) Klinik Tinzaparin und 7-16 (6,8-15,5%) unfraktioniertes Heparin (Abbildung 2). Unfraktioniertes Heparin wird je nach Art des Eingriffs von zwei bis sechs (1,9%-5,8%) Kliniken unmittelbar postoperativ gegeben und im weiteren Verlauf durch ein niedermolekulares ersetzt: Bei extraduralen spinalen Eingriffen gehen zwei (1,9%) Kliniken auf diese Weise vor, bei intraduralen spinalen Eingriffen ebenfalls zwei (1,9%), bei intrakraniellen Eingriffen an Gefäßen oder Tumorentfernungen sechs (5,8%) und bei intrakraniellen Hämatomentleerungen vier (3,9%).

Tab. 1: Eigenschaften verwendeter Heparine

Heparin	Handelsname	empfohlene Tagesdosis (IE sc.)	Tageskosten [€]
Certoparin	Mono-Embolex	3000	3,56
Dalteparin	Fragmin	2500-5000	2,98-5,69
Enoxaparin	Clexane	2000-4000	1,42-2,69
Nadroparin	Fraxiparin	2850-5700	3,79-3,93
Reviparin	Clivarin	1750	3,71
Tinzaparin	innohep	3500	2,68
Unfraktioniertes	Heparin-Na ratiopharm	15000	1,43-6,00

Heparin	Molekulargewicht [Da]	Anti-Xa/Anti-IIa Aktivitätsverhältnis	Halbwertszeit [min]
Certoparin	4200-6200	2,2:1	258
Dalteparin	6000	2,5:1	120-228
Enoxaparin	4500	4,3:1	264-420
Nadroparin	4500	3,5:1	210
Reviparin	3150-5150	3,6-6,1:1	180
Tinzaparin	6500	2,0:1	198-210
Unfraktioniertes	3000-30000	1:1	90-120

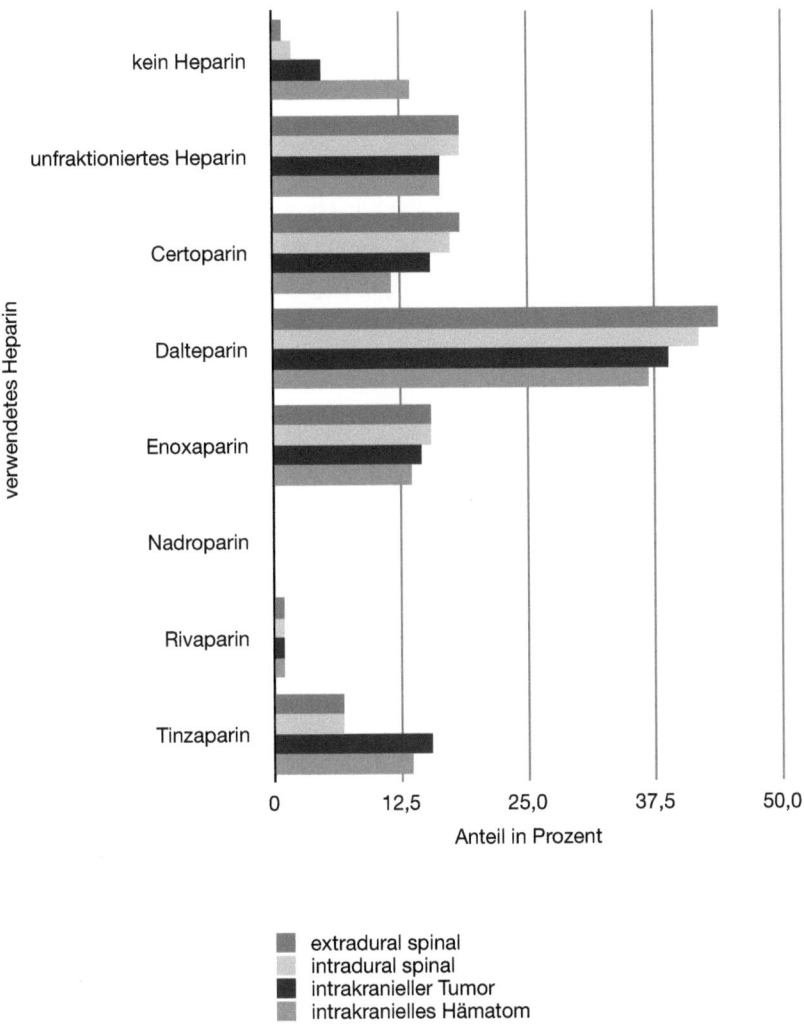

Abb. 2: Verteilung der verwendeten Heparine

4.1.3. Beginn der Heparingabe

Es beginnen bei extraduralen spinalen Eingriffen 64 (62,1%) Kliniken die Gabe präoperativ, acht (7,8%) postoperativ am OP-Tag, 28 (27,2%) am ersten postoperativen Tag, eine (1%) am zweiten postoperativen Tag, keine am dritten, vierten oder fünften postoperativen Tag.

Bei intraduralen spinalen Eingriffen beginnen 52 (50,5%) Kliniken die Gabe präoperativ, 8 (7,8%) Kliniken postoperativ am OP-Tag, 33 (32,0%) Kliniken am ersten postoperativen Tag, zwei (1,9%) Kliniken am zweiten postoperativen Tag und drei (2,9%) am dritten postoperativen Tag. Keine Klinik beginnt am vierten postoperativen Tag, eine (1%) am fünften postoperativen Tag.

Bei intrakraniellen Eingriffen an Gefäßen oder zur Entfernung eines Tumors beginnen 33 (32.0%) Kliniken die Gabe präoperativ, acht (7,8%) Kliniken postoperativ am OP-Tag, 33 (32,0%) Kliniken am ersten postoperativen Tag, sieben (6,8%) Kliniken am zweiten postoperativen Tag, acht (7,8%) am dritten postoperativen Tag, zwei (1,9%) am vierten postoperativen Tag, vier (3,9%) am fünften postoperativen Tag.

Bei intrakraniellen Hämatomentleerungen beginnen 26 (25,2%) Kliniken die Gabe präoperativ, 15 (14,6%) Kliniken am OP-Tag, 32 (31,1%) Kliniken am ersten postoperativen Tag, fünf (4,9%) Kliniken am zweiten postoperativen Tag, zehn (9,7%) am dritten postoperativen Tag, drei (2,9%) am vierten postoperativen Tag, vier (3,9%) am fünften postoperativen Tag, eine (1%) am sechsten postoperativen Tag.

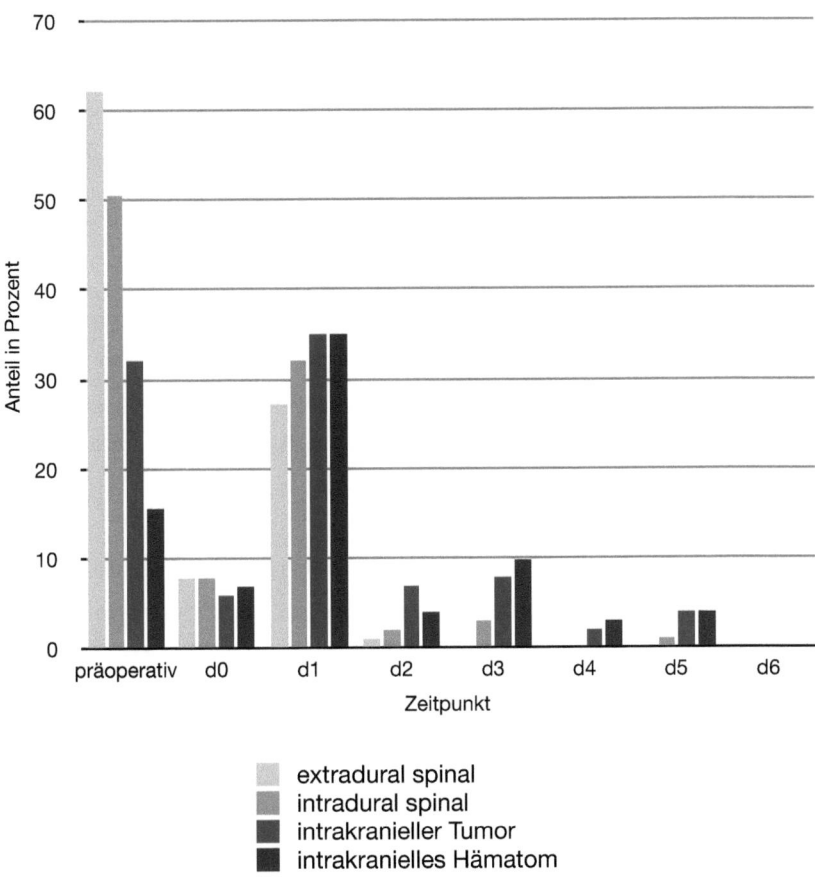

Abb. 3: Beginn der Heparingabe in Abhängigkeit von der Art des Eingriffs

4.1.4. Beendigung der Heparingabe

Bei extraduralen spinalen Eingriffen beendet eine (1,0%) Klinik die Gabe am OP-Tag, zwei (1,9%) am dritten postoperativen Tag, zehn (9,7%%) am fünften postoperativen Tag, fünf (4,9%) am sechsten postoperativen Tag, vier (3,9%) am siebten postoperativen Tag, eine (1%) am achten postoperativen Tag und 72 (69,9%) Kliniken am Entlassungstag.

Bei intraduralen spinalen Eingriffen beenden zwei (1,9%%) Kliniken die Gabe am OP-Tag, zwei (1,9%) am dritten postoperativen Tag, neun (8,7%) am fünften postoperativen Tag, fünf (4,9%) am sechsten postoperativen Tag, drei (2,9%) am siebten postoperativen Tag, eine (1%) am achten postoperativen Tag und 71 (68,9%) Kliniken am Entlassungstag.

Bei intrakraniellen Eingriffen an Gefäßen oder zur Entfernung eines Tumors beenden drei (2,9%) Kliniken die Gabe am OP-Tag, eine (1%) am dritten postoperativen Tag, sieben (6,8%) am fünften postoperativen Tag, drei (2,9%) am sechsten postoperativen Tag, fünf (4,9%) am siebten postoperativen Tag, eine (1%) am achten postoperativen Tag, eine (1%) am zehnten postoperativen Tag und 69 (67,0%) Kliniken am Entlassungstag.

Bei intrakraniellen Hämatomentleerungen beenden zwölf (11,7%) Kliniken die Gabe am OP-Tag, eine (1%) Klinik die Gabe am dritten postoperativen Tag, drei (2,9%) am fünften postoperativen Tag, drei (2,9%) am sechsten postoperativen Tag, zwei (1,9%) am siebten postoperativen Tag, drei (2,9%) am achten postoperativen Tag und 62 (60,2%) Kliniken am Entlassungstag.

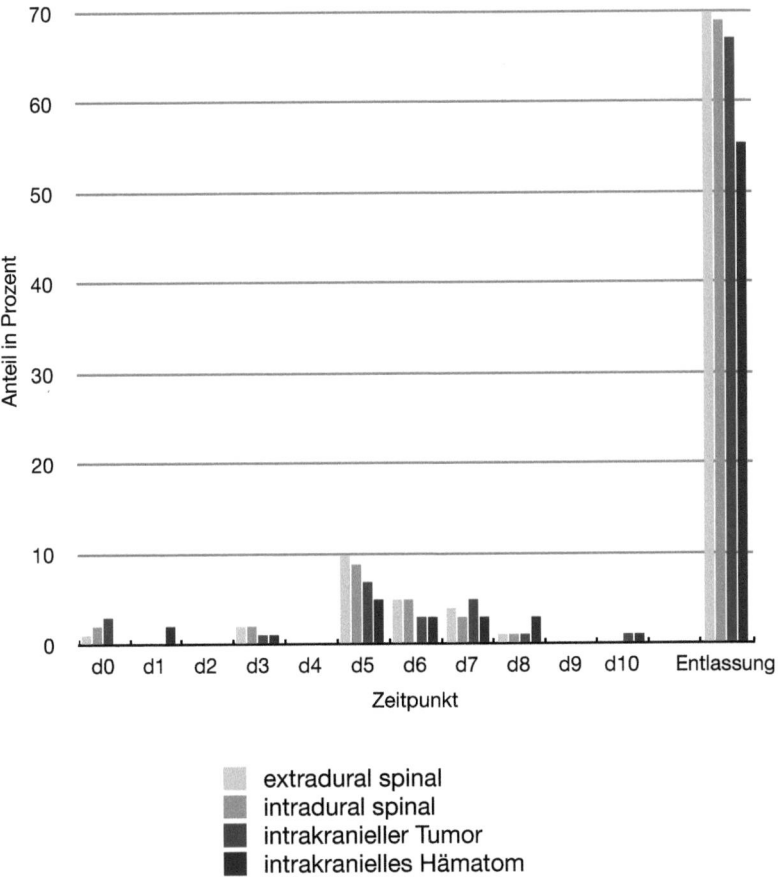

Abb. 4: Beendigung der Heparingabe in Abhängigkeit von der Art des Eingriffs

4.2. Antithrombotische Strümpfe

4.2.1. Verwendung von antithrombotischen Strümpfen

Von 103 Kliniken verwenden 93 Kliniken bei mindestens einem der erfragten Eingriffe antithrombotische Strümpfe, 80 bei jedem.

Bei extraduralen Eingriffen an der Wirbelsäule verwenden 92 Kliniken antithrombotische Strümpfe, elf nicht (89,3% vs. 10,7%). Bei Eingriffen an der Wirbelsäule mit Eröffnung der Dura mater spinalis liegt das Verhältnis bei 88:12 (85,4% vs. 11,7%), bei intrakraniellen Eingriffen an Gefäßen oder zur Entfernung eines Tumors bei 86:15 (83,5% vs. 14,6%) und bei intrakraniellen Hämatomentleerungen bei 81:19 (78,7% vs. 18,4%).

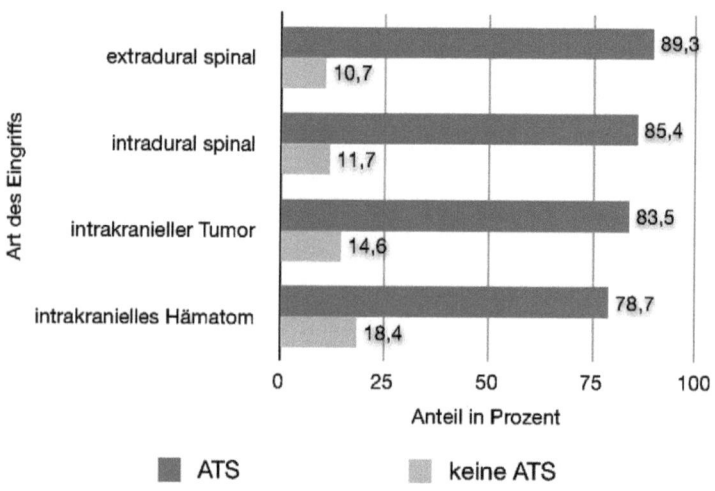

Abb. 5: Verwendung von ATS in Abhängigkeit von der Art des Eingriffs

4.2.2. Beginn der Anwendung antithrombotischer Strümpfe

Bei extraduralen spinalen Eingriffen beginnen 80 (77,7%) Kliniken die Anwendung antithrombotischer Strümpfe unmittelbar präoperativ am OP-Tag und 15 (14,6%) am ersten postoperativen Tag.

Bei intraduralen spinalen Eingriffen beginnen 77 (74,8%) Kliniken die Anwendung antithrombotischer Strümpfe am OP-Tag, 16 beginnen (15,5%) am ersten postoperativen Tag.

Bei intrakraniellen Eingriffen an Gefäßen oder zur Entfernung eines Tumors beginnen 75 (72,8%) Kliniken die Anwendung antithrombotischer Strümpfe am OP-Tag, 16 (15,5%) Kliniken am ersten postoperativen Tag.

Bei intrakraniellen Hämatomentleerungen beginnen 71 (68,9%) Kliniken die Anwendung antithrombotischer Strümpfe am OP-Tag, 16 (15,5%) Kliniken am ersten postoperativen Tag.

4.2.3. Beendigung der Anwendung antithrombotischer Strümpfe

Bei extraduralen spinalen Eingriffen beenden sechs (5,8%) Kliniken die Anwendung antithrombotischer Strümpfe am OP-Tag, eine (1%) am zweiten postoperativen Tag, zwei (1,9%) am dritten postoperativen Tag, drei (2,9%) am vierten postoperativen Tag, elf (10,7%) am fünften postoperativen Tag, vier (3,9%) am sechsten postoperativen Tag, eine (1%) am siebten postoperativen Tag, eine (1%) am achten postoperativen Tag und 53 (51,5%) am Entlassungstag.

Bei intraduralen spinalen Eingriffen beenden sechs (5,8%) Kliniken die Anwendung antithrombotischer Strümpfe am OP-Tag , eine (1%) am zweiten postoperativen Tag, zwei (1,9%) am dritten postoperativen Tag, drei (2,9%) am vierten postoperativen Tag, 9 (8,7%) am fünften postoperativen Tag, drei (2,9%) am sechsten postoperativen Tag, zwei (1,9%) am siebten postoperativen Tag, eine (1%) am achten postoperativen Tag und 52 (50,5%) am Entlassungstag.

Bei intrakraniellen Eingriffen an Gefäßen oder zur Entfernung eines Tumors beenden sieben (6,8%) Kliniken die Anwendung antithrombotischer Strümpfe am OP-Tag, eine (1%) am zweiten postoperativen Tag, zwei (1,9%) am dritten postoperativen Tag, drei (2,9%) am vierten postoperativen Tag, neun (8,7%) am fünften postoperativen Tag, zwei (1,9%) am sechsten postoperativen Tag, eine (1%) am siebten postoperativen Tag, eine (1%) am achten postoperativen Tag, eine (1%) am zehnten postoperativen Tag und 50 (48,6%) am Entlassungstag.

Bei intrakraniellen Hämatomentleerungen beenden neun (8,7%) Kliniken die Anwendung antithrombotischer Strümpfe am OP-Tag, eine (1%) am zweiten postoperativen Tag, eine (1%) am dritten postoperativen Tag, eine (1%) am vierten postoperativen Tag, vier (3,9%) am fünften postoperativen Tag, zwei (1,9%) am sechsten postoperativen Tag, zwei (1.9%) am siebten postoperativen Tag, eine (1%) am achten postoperativen Tag, zwei (1,9%) am zehnten postoperativen Tag und 51 (49,5%) am Entlassungstag.

4.3. Risiko-Nutzen-Bewertung

4.3.1. Einschätzung der Senkung des Thromboserisikos

Bei **spinalen** Eingriffen wird die Risikosenkung für eine thrombembolische Komplikation durch die Gabe von Heparin bei einem Beginn der Gabe am ersten postoperativen Tag von 43 (41,8%) Kliniken als hoch eingeschätzt, von 40 (38,8%) als mäßig, von zehn (9,7%) als gering, von drei (2,9%) als sehr gering und von drei (2,9%) als nichtig.

Bei einem Beginn der Gabe am dritten postoperativen Tag schätzen 26 (25,2%) Kliniken die Risikosenkung als hoch ein, 31 (30,1%) als mäßig, 15 (14,6%) als gering, acht (7,8%) als sehr gering und 13 (12,6%) als nichtig.

Bei einem Beginn der Gabe am fünften postoperativen Tag schätzen 17 (16,5%) Kliniken die Risikosenkung als hoch ein, 24 (23,3%) als mäßig, 17 (16,5%) als gering, 13 (12,6%) als sehr gering und 20 (19,4%) als nichtig.

Bei **intrakraniellen** Eingriffen wird die Risikosenkung für eine thrombembolische Komplikation durch die Gabe von Heparin bei einem Beginn der Gabe am ersten postoperativen Tag von 40 (38,8%) Kliniken als hoch eingeschätzt, von 36 (35,0%) als mäßig, von elf (10,7%) als gering, von fünf (4,9%) als sehr gering und von vier (3,9%) als nichtig.

Bei einem Beginn der Gabe am dritten postoperativen Tag schätzen 23 (22,3%) Kliniken die Risikosenkung als hoch ein, 35 (34,0%) als mäßig, 13 (12,6%) als gering, acht (7,8%) als sehr gering und 13 (12,6%) als nichtig.

Bei einem Beginn der Gabe am fünften postoperativen Tag schätzen 16 (15,5%) Kliniken die Risikosenkung als hoch ein, 24 (23,3%) als mäßig, 15 (14,6%) als gering, 14 (13,6%) als sehr gering und 21 (20,4%) als nichtig.

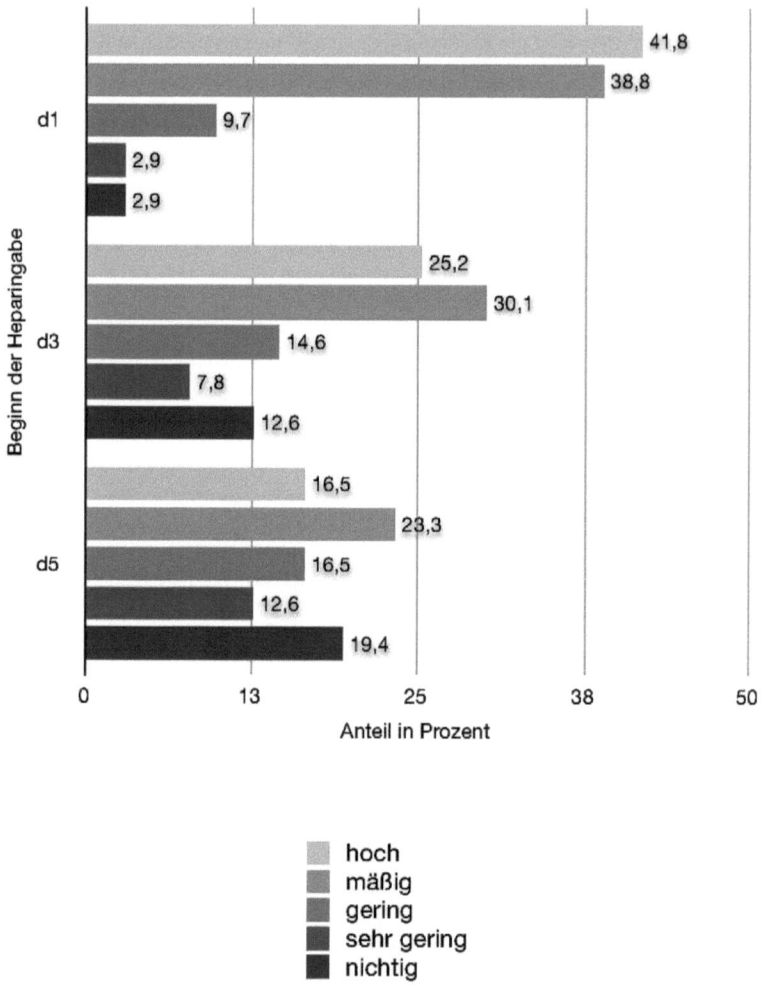

Abb. 6: Einschätzung der Senkung des Thromboserisikos bei spinalen Eingriffen in Abhängigkeit vom Beginn der Heparingabe

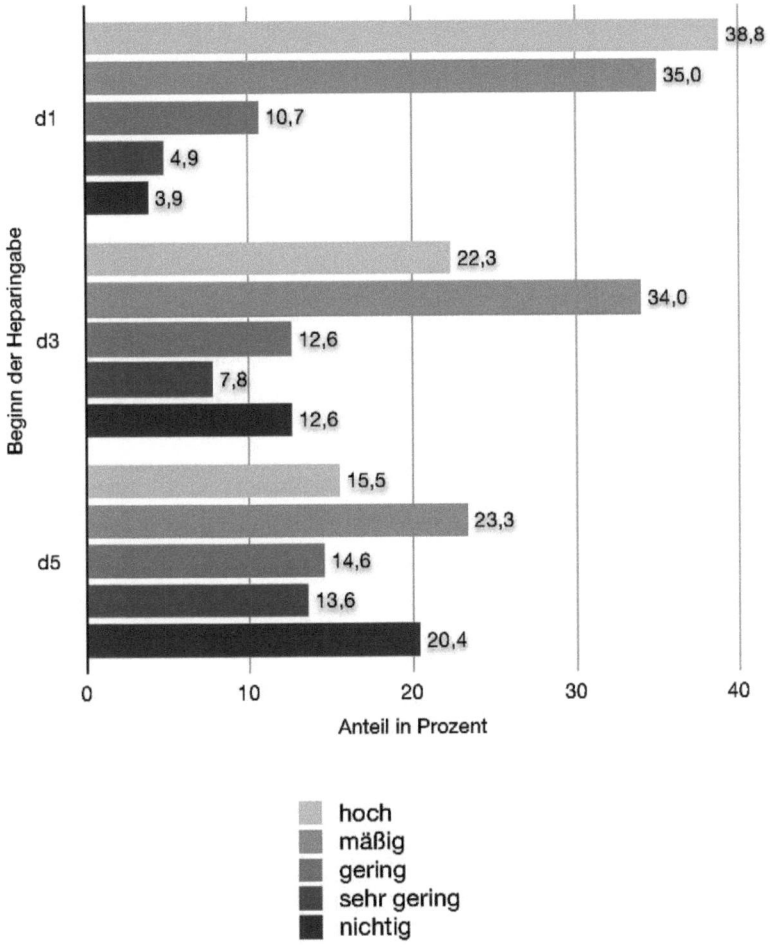

Abb. 7: Einschätzung der Senkung des Thromboserisikos bei intrakraniellen Eingriffen in Abhängigkeit vom Beginn der Heparingabe

4.3.2. Einschätzung des Risikos für eine klinisch relevante Nachblutung

Bei **spinalen** Eingriffen sieht keine Klinik das Risiko eines klinisch wirksamen Blutungsereigniss durch Heparingabe ab dem ersten postoperativen Tag als stark erhöht an, fünf (4,9%) Kliniken sehen dieses Risiko als mäßig erhöht, sechs (5,8%) Kliniken als gering erhöht, 17 (16,5%) Kliniken als sehr gering erhöht und 73 (70,9%) Kliniken als nicht erhöht.

Bei Gabe ab dem dritten postoperativen Tag sieht keine Klinik dieses Risiko als stark oder mäßig erhöht, drei (2,9%) Kliniken sehen es als gering erhöht, neun (8,7%) Kliniken als sehr gering erhöht und 85 (82,5%) Kliniken als nicht erhöht an.

Bei Gabe ab dem fünften postoperativen Tag sieht dieses Risiko keine Klinik als stark erhöht an, eine (1%) Klinik sieht es als mäßig erhöht und eine (1%) Klinik als gering erhöht. Sechs (5,8%) Kliniken sehen dieses Risiko als sehr gering erhöht, 85 (82,5%) Kliniken als nicht erhöht an.

Bei **intrakraniellen** Eingriffen sehen fünf Kliniken das Risiko eines klinisch wirksamen Blutungsereigniss bei intrakraniellen Eingriffen durch Heparingabe ab dem ersten postoperativen Tag als stark erhöht an, acht (7,8%) Kliniken als mäßig erhöht, 13 (12,6%) Kliniken als gering erhöht, 14 (13,6%) Kliniken als sehr gering erhöht und 59 (57,3%) Kliniken als nicht erhöht.

Bei Gabe ab dem dritten postoperativen Tag sieht keine Klinik dieses Risiko als stark erhöht an. Drei (2,9%) Kliniken sehen dieses Risiko als mäßig erhöht, fünf (4,9%) Kliniken als gering erhöht, 14 (13,6%) Kliniken als sehr gering erhöht und 75 (72,8%) Kliniken als nicht erhöht an.

Bei Gabe ab dem fünften postoperativen Tag sieht keine Klinik dieses Risiko als stark erhöht an, eine (1%) Klinik als mäßig erhöht. Vier (3,9%) Kliniken sehen dieses Risiko als gering erhöht, acht (7,8%) Kliniken als sehr gering erhöht und 82 (79,6%) Kliniken als nicht erhöht an.

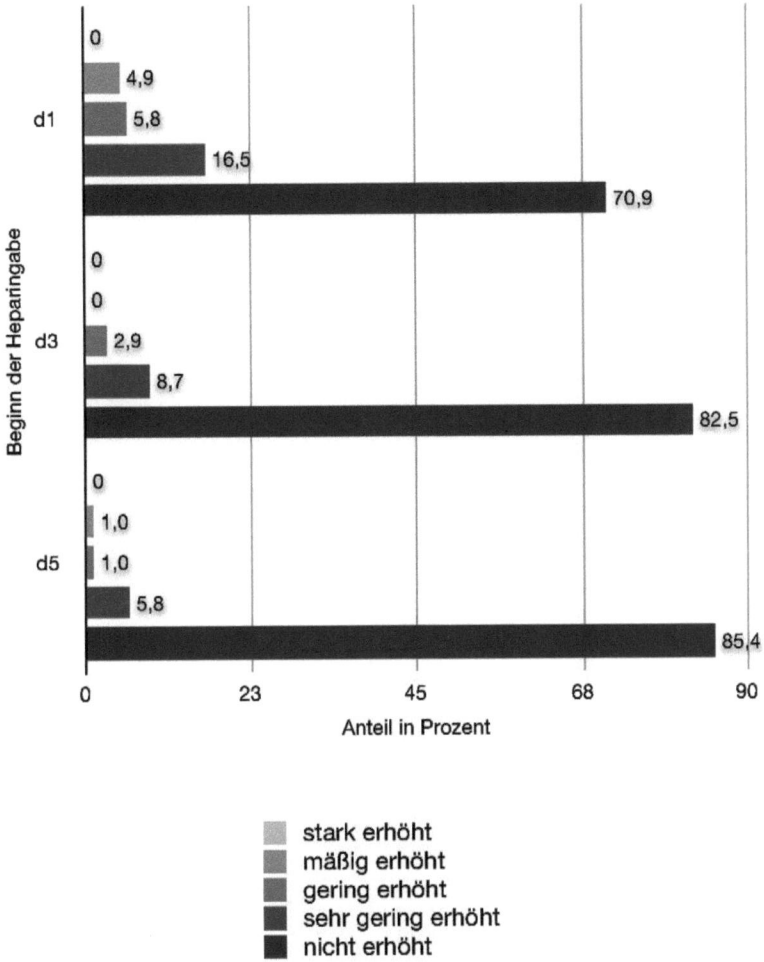

Abb. 8: Einschätzung des Risikos für eine Nachblutung bei spinalen Eingriffen in Abhängigkeit vom Beginn der Heparingabe

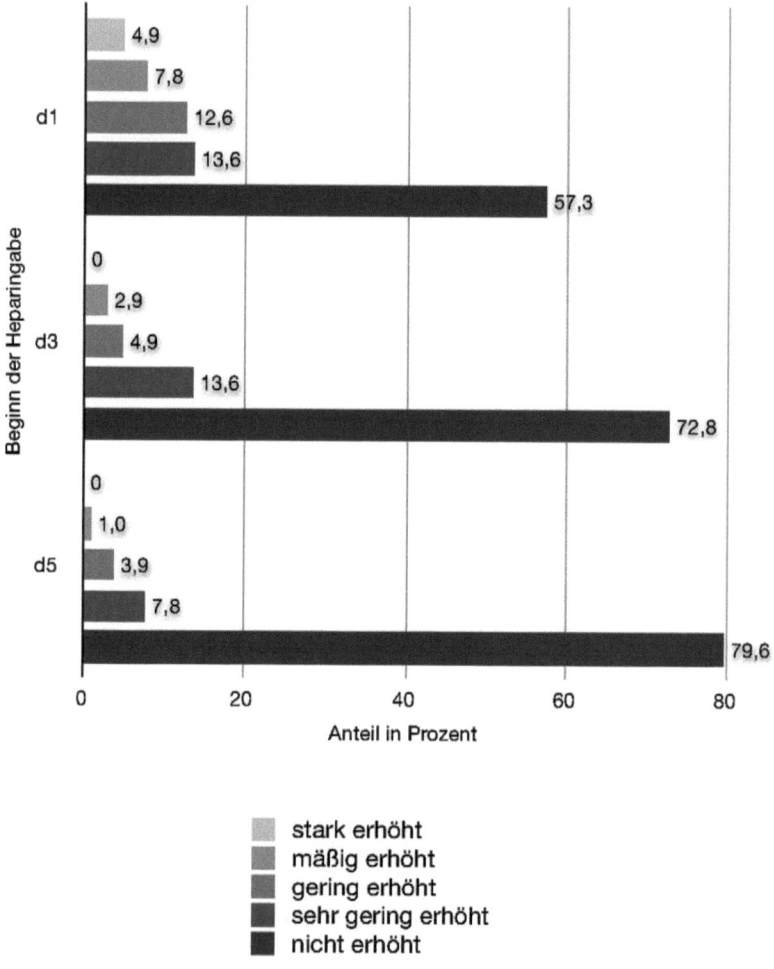

Abb. 9: Einschätzung des Risikos für eine Nachblutung bei intrakraniellen Eingriffen in Abhängigkeit vom Beginn der Heparingabe

4.4. Änderung eines Regimes zur Thromboseprophylaxe

Ingesamt 36 Kliniken geben an, in den letzten fünf Jahren ein etabliertes Regime zur Thromboseprophylaxe geändert zu haben. Dabei begannen elf Kliniken mit der Verwendung von niedermolekularem Heparin anstelle von unfraktioniertem, dreizehn Kliniken wechselten allein das verwendete niedermolekulare Heparin, und zwölf Kliniken nahmen Änderungen an anderen Merkmalen wie zum Beispiel Beginn oder Dosierung vor.

Ein Regimewechsel wurde in einem Fall motiviert durch die Beobachtung einer erhöhten Nachblutungsrate unter Enoxaparin, eine Beobachtung, die von einem weiteren Haus geteilt wurde. Eine tödlich verlaufende pulmonale Embolie war an einer Klinik Anlass für eine Umgestaltung der Thromboseprophylaxe. Von sieben Kliniken wurden Kosten als Grund für den Wechsel des Präparats angegeben.

5. Diskussion

Sowohl die tiefe Venenthrombose als auch die pulmonale Embolie können mit einer vielgestaltigen und unspezifischen Symptomatik, aber auch mangelnder Symptomatik imponieren, und dadurch eine rein klinische Diagnose unzuverlässig machen. Das Risiko für die Entwicklung einer tiefen Venenthrombose liegt bei neurochirurgischen Patienten bei 15-40% (Hamilton et al., 1994). Bei Patienten, die bereits eine tiefe Venenthrombose durchgemacht haben, ist die Wahrscheinlichkeit für ein Rezidiv deutlich erhöht. Die im Gefolge einer tiefen Venenthrombose zu findenden Nachwirkungen reichen von Lokalbeschwerden bis zum postthrombotischen Syndrom mit Ulcus cruris. Das Risiko für die Entwicklung einer pulmonalen Embolie, welche meist auf dem Boden einer peripheren Thrombose stattfindet, liegt bei 1-5% , etwa die Hälfte aller Lungenembolien nimmt einen fulminanten Verlauf mit tödlichem Ausgang in den ersten 30 Minuten nach Beginn der Symptomatik (Hamilton et al., 1994). Angesichts des potenziell letalen Risikos ist eine abwartende Strategie mit Beginn der Behandlung nach Entwicklung klinischer Symptome keine Alternative zur Prophylaxe thrombembolischer Ereignisse.

Es finden sich physikalisch-mechanische Ansätze, die unter anderem die prothrombotische Wirkung der venösen Stasis ausgleichen sollen, sowie auf die antithrombotische Wirkung eines pharmakologischen Agens ausgerichtete Ansätze.

Physikalische Methoden zielen unter anderem auf eine Elimination der venösen Stasis, welche für die intraoperative Phase besteht, bei Immobilisation oder neurologischen Defiziten auch prä- und postoperativ für einen begrenzten Zeitraum oder die gesamte Dauer der Behandlung bestehen kann. Durch zeitlich konstanten oder intermittierend aufgebauten Druck wird die venöse Stasis aufgehoben. Bei bestimmten Ansätzen findet sich auch eine Nachahmung der körpereigenen Muskelpumpe, um den venösen Rückstrom weiter zu beschleunigen. Klinische Verwendung fanden bislang: Antitrombotische Strümpfe, intermittierende pneumatische Venenkompression und elektrische Stimulation der Wadenmuskulatur.

Antithrombotische Strümpfe oder Medizinische Thromboseprophylaxe-Strümpfe sind nahtlose, rundgestrickte Schenkelstrümpfe, die durch eingearbeitete elastische Fasern einen nach proximal abnehmenden Druck auf das Bein auswirken, wodurch eine Beschleunigung des venösen Rückstroms erreicht und die Ausbildung von Thrombi verringert werden soll. Ihre Anwendung ist einfach und unter Beachtung der Kontraindikationen sicher. Kontraindikationen für den Gebrauch antithrombotischer Strümpfe sind die periphere arterielle Verschlußkrankheit, die Phlegmasia coeruela dolens und relativ die periphere Polyneuropathie.

Durch physikalische Methoden lässt sich die Inzidenz von Thrombosen senken, es konnte jedoch nicht gezeigt werden, dass eine alleinige Verwendung das Fortschreiten eines formierten Thrombus einschränkt und die Inzidenz pulmonaler Embolien senkt (Kakkar, 1990). Es erscheint somit sinnvoll, mechanische Ansätze allein nur bei Patienten mit niedrigem Thromboserisiko zu verwenden, oder wenn andere Methoden sich aufgrund des Blutungsrisikos verbieten. Bei Patienten mit hohem Thromboserisiko erscheint die Anwendung einer mechanischen Prophylaxe in Kombination mit einer pharmakologischen Methode sinnvoll.

Die Aktivität des Gerinnungssystems verändert sich beim operierten Patienten auf typische Art und ist zunächst von einer Steigerung der prothrombotischen, aber auch der fibrinolytischen Aktivität gekennzeichnet. Kurz nach Operationsende ist allerdings eine deutliche Reduzierung der fibrinolytischen Aktivität zu beobachten. Dies erklärt, warum sich viele Thrombi bereits intraoperativ und in den ersten postoperativen Stunden formieren. Antithrombotisch wirksame Substanzen sollen diesen Veränderungen entgegenwirken, indem sie in die Gerinnungskaskade eingreifen.

Unfraktioniertes Heparin ist eine heterogene Mischung von Glycosaminoglycanen mit einem molekularem Gewicht zwischen 3000 und 30000 Da und einer kurzer Plasmahalbwertszeit von 90 Minuten. Durch Bindung an Antithrombin mittels einer bestimmten Pentasaccharidsequenz bewirkt es eine Konformitätsänderung in dessen reaktivem Zentrum, und beschleunigt deutlich die Inhibition von Faktor Xa. Zur Inhibition von Faktor IIa (Thrombin) ist darüberhinaus die Bildung eines Komplexes aus Heparin, Antithrombin und Thrombin notwendig. Dieser Komplex kann nur von Heparinketten gebildet werden, die mindestens 18 Saccharideinheiten lang sind und besagte Pentasaccharidsequenz tragen. Der Anteil solcher Ketten ist bei unfraktioniertem Heparin wesentlich höher als bei niedermolekularem. Daher findet sich bei niedermolekularen Heparinen verglichen mit der unfraktionierten Form ein höheres anti-Faktor Xa/anti-Faktor IIa Aktivitätsverhältnis. Zur Thromboseprophylaxe wird bei unfraktioniertem Heparin eine auf 2-3 subkutane Gaben verteilte Tagesdosis von 15000 IE empfohlen. Das für die therapeutische Heparinisierung mit unfraktioniertem Heparin mögliche laborchemische Monitoring spielt für die

Thromboseprophylaxe keine Rolle, da in prophylaktischen Dosen keine Erhöhung der partiellen Thrombinzeit bewirkt wird.

Niedermolekulare Heparine werden durch die Fraktionierung von unfraktioniertem Heparin gewonnen. In dieser Form besteht eine größere Bioverfügbarkeit bei niedrigeren Dosen, die Applikation der prophylaktischen Tagesdosis ist in einer einzelnen Gabe möglich. Das Risiko für eine heparininduzierte Thrombozytopenie ist geringer. Ein laborchemisches Monitoring über die partielle Thromboplastinzeit ist unabhängig von der Dosis nicht möglich, da diese nicht relevant beeinflusst wird. Die aufwändige Bestimmung von aktiviertem anti-Faktor Xa ist in den meisten Fällen nicht notwendig. Verschiedene niedermolekulare Heparine, die sich teilweise deutlich in ihrer Pharmakokinetik unterscheiden, sind als gebrauchsfertige Präparationen auf dem deutschen Markt verfügbar. Die zur Thromboseprophylaxe empfohlene Tagesdosis unterscheidet sich von Präparat zu Präparat. Neurochirurgische Eingriffe sind explizite Kontraindikationen für die Verwendung aller dieser Präparate

Die erste perioperative Verwendung von Heparin zur Thromboseprophylaxe in der Neurochirurgie wurde 1977 von Barnett dokumentiert. In der Folgezeit waren Nutzen und Sicherheit der Methode Gegenstand zahlreicher Untersuchungen, ebenso die Frage nach der optimalen Substanz und dem Zeitpunkt ihrer Gabe.

Agnelli et al. untersuchten 1998 den Effekt einer frühen postoperativen Gabe von Enoxaparin bei zusätzlicher physikalischer Thromboseprophylaxe mittels antithrombotischen Strümpfen an 260 Patienten. Intrakranielle Eingriffe machten 80% in der Gruppe der 130 Patienten, die Placebo erhielten aus und 90% in der Gruppe der 130 Patienten, die mit Beginn in den ersten 24 postoperativen Stunden für 7 Tage einmal täglich 40 mg Enoxaparin erhielten. Bei jeweils 97% war eine maligne Erkrankung der Grund für den operativen Eingriff. 32% Prozent in der Placebogruppe bildeten eine tiefe Venenthrombose aus, in der Enoxaparingruppe 17%. Eine pulmonale Embolie trat bei zwei Patienten aus der Placebogruppe auf und verlief jeweils tödlich. Die Häufigkeit von Blutungskomplikationen war mit 3% in beiden Gruppen gleich.

Eine ebenfalls deutliche Senkung des Thromboserisikos ohne statistisch signifikanten Anstieg der Nachblutungshäufigkeit beobachteten Nurmohamed et al. 1996 bei der frühen postoperativen Gabe von Nadroparin in Kombination mit antithrombotischen Strümpfen an 335 intrakraniell operierten

Patienten. Unter den 166 mit einer in den ersten 24 postoperativen Stunden beginnenden Gabe von 7500 IE Nadroparin behandelten Patienten entwickelten 18,7% (n=31) eine tiefe Venenthrombose, in der Placebogruppe von 179 Patienten 26,3% (n=47). Die Nachblutungsrate betrug 2,5% (n=6) in der Nadroparingruppe, in der Placebogruppe 0,8% (n=2).

Etwas seltener, in 1,8% (n=28) der Fälle, wurden Blutungskomplikationen 2001 von Raabe et al. in einer größeren Population von 1564 intrakraniell operierten Patienten beschrieben, die mit Beginn innerhalb der ersten 24 postoperativen Stunden neben antithrombotischen Strümpfen 3 x 5000 IE/d Heparin erhielten.

Für spinale Eingriffe berichteten Gerlach et al. 2004 nach retrospektiver Analyse 1949 in den ersten 24 postoperativen Stunde mit der Gabe von 2850 IE Fraxiparin behandelter Patienten eine Nachblutungsrate von 0,4% (n=8) bei einer Thromboserate von 0,05% (n=1).

Beim Vergleich der postoperativen Gabe von 40 mg/d Enoxaparin und 2 x 5000 IE/d Heparin jeweils in Kombination mit physikalischen Methoden fanden Goldhaber et al. 2002 bei 150 Patienten mit intrakraniellen Tumoren eine gleich hohe Rate an Venenthrombosen von je 9,3%. Die einzige klinisch relevante, statistisch jedoch nicht signifikante Nachblutung wurde dabei in der Enoxaparingruppe beobachtet.

Auch beim Vergleich der präoperativen Gabe (zum Zeitpunkt der Narkoseeinleitung) von 2500 IE/d Dalteparin mit 2 x 5000 IE/d Heparin jeweils in Kombination mit pneumatischer Venenkompression stellten Macdonald et al. 2003 keinen statistisch signifikanten Unterschied zwischen den beiden Gruppen (n=100) fest. Zwei Patienten entwickelten eine tiefe Venenthrombose, beide in der Dalteparingruppe. Die einzige revisionsbedürftige Nachblutung wurde in der Heparingruppe beobachtet, die beiden Nachblutungen in der Dalteparingruppe führten nicht zu einer operativen Behandlung.

In einer Untersuchung von Dickinson et al. hingegen war 1998 die präoperative Gabe von Enoxaparin in Kombination mit pneumatischer Venenkompression mit dem erhöhten Auftreten einer intrakraniellen Nachblutung im Vergleich zur alleinigen pneumatischen Venenkompression verbunden. In der prospektiven Studie wurden 68 Patienten mit intrakraniellen Tumoren untersucht, bei denen entweder eine allein physikalische Thromboseprophylaxe mit pneumatischer

Venenkompression, eine allein medikamentöse Prophylaxe mit 30 mg Enoxaparin alle 12 Stunden, beginnend zum Zeitpunkt der Narkoseeinleitung, oder eine Kombination beider Methoden verwendet wurde. Die zu nahezu gleichen Teilen (n=22/23/23) auf die drei Gruppen aufgeteilten Patienten entwickelten bei alleiniger Verwendung der pneumatischen Venenkompression in 13,6% (n=3) der Fälle eine tiefe Venenthrombose, bei alleiniger Verwendung von Enoxaparin in 4,3% (n=1) und bei Kombination der beiden Methoden in 17,4% (n=4). Nachdem ausschließlich unter den 46 mit Enoxaparin behandelten Patienten klinisch auffällige Nachblutungen auftraten (n=5, 10,9%) wurde die Studie abgebrochen. Bemerkenswert ist die höhere Rate an Thrombosen in der Kombinationsgruppe, wobei die niedrige Fallzahl zu berücksichtigen ist.

Günstigere Ergebnisse bei präoperativer Gabe eines niedermolekularen Heparins berichteten 2003 Kleindienst et al. mit Certoparin unter Einhaltung eines Intervalls von jeweils 12 Stunden zwischen erster Heparingabe, Eingriff und zweiter Heparingabe. Die retrospektive Analyse 785 intrakraniell operierter Patienten fand bei einer Thromboserate von 0,2% (n=2) in 1,5% der Fälle (n=12) eine Nachblutung, in 1,1% (n=10) eine operativ behandelte Nachblutung. Der überwiegende Teil dieser Komplikation wurde mit einer routinemäßigen Bildgebung festgestellt (9 von 12).

Die Ergebnisse dieser und anderer Serien lassen mit einer Nachblutungsrate zwischen 0 und 3% bei einer Thromboserate zwischen 0 und 18,7% die Verwendung von Heparinen als wirksam und vertretbar sicher erscheinen, wenn ein Intervall von 24 Stunden zwischen Eingriff und erster Heparingabe liegt (Browd et al., 2004). Bei präoperativer Gabe liegt die Nachblutungsrate in der Literatur zwischen 1,3 und 10,9%, die Thromboserate zwischen 0,2 und 10,9%. Die Häufigkeit einer tiefen Venenthrombose lag in den jeweiligen Kontrollgruppen zwischen 3,2 und 34%. Der prophylaktische Effekt ist damit zwar offensichtlich, die Frage nach der optimalen Substanz und dem Zeitpunkt ihrer Gabe lässt sich jedoch anhand der vorliegenden Daten nicht beantworten.

Die querschnittsartige Untersuchung von Raabe et al. 2001 zeigte erstmals die entstandenen Unterschiede in der Thromboseprophylaxe an deutschen neurochirurgischen Kliniken. Es wurde unterschieden nach Kraniotomien, Bohrlochtrepanationen, Bandscheibenoperationen und spinalen Eingriffen außer Bandscheibenoperationen. Je nach Eingriff wurden in 88-97% der 34 befragten Kliniken Heparine zur medikamentösen Prophylaxe eingesetzt. Bei der Wahl des eingesetzten Heparin zeigte sich ein Anteil von 41% (n=14) für die alleinige Verwendung niedermolekularer Heparine, 24% (n=8) für die alleinige Verwendung von unfraktioniertem Heparin und 35% (n=12) für die initiale Verwendung von unfraktioniertem Heparin mit anschließendem Wechsel auf die Gabe eines niedermolekularen Heparins. Bei Kraniotomien begannen 6% (n=2) die Heparingabe präoperativ, 73% (n=25) innerhalb der ersten 24 postoperativen Stunden, 3% (n=1) am zweiten postoperativen Tag und 15% (n=5) am dritten postoperativen Tag, 3% (n=1) verwendeten kein Heparin. Ähnliche Zahlen konnte Raabe für die anderen Eingriffe erheben. Bei Bohrlochtrepanationen begannen ebenfalls 6% (n=2) die Heparingabe präoperativ, jedoch 70% (n=24) innerhalb der ersten 24 postoperativen Stunden, 3% (n=1) am zweiten postoperativen Tag und 9% (n=3) am dritten postoperativen Tag, während 12% (n=4) kein Heparin verwendeten. Bei Bandscheibenoperationen begannen 9% (n=3) die Heparingabe präoperativ, 79% (n=27) innerhalb der ersten 24 postoperativen Stunden, 0% (n=0) am zweiten postoperativen Tag und 9% (n=3) am dritten postoperativen Tag, 3% (n=1) verwendeten kein Heparin. Bei anderen spinalen Eingriffen begannen 9% (n=3) die Heparingabe präoperativ, 82% (n=28) innerhalb der ersten 24 postoperativen Stunden, 0% (n=0) am zweiten postoperativen Tag und 3% (n=1) am dritten postoperativen Tag, 6% (n=2) verwendeten kein Heparin. Als physikalische Methode verwendeten 6% (n=2) die pneumatische Venenkompression, 91% (n=31) antithrombotische Strümpfe.

Die Wahl der eingesetzten Substanz fällt mittlerweile deutlich öfter auf ein niedermolekulares Heparin, seltener auf unfraktioniertes Heparin. Es findet sich in der vorliegenden Arbeit ein mit 72,8-92,2% (n=75-95) deutlich gestiegener Anteil an Kliniken, die im Falle einer Verwendung von Heparin nur niedermolekulare Heparin einsetzen. Unfraktioniertes Heparin wurde in den eingegangenen Antworten häufig explizit mit der intensivmedizinischen Überwachungsphase nach einer Operation verbunden, und findet dementsprechend vor allem in der frühen postoperativen Phase kontinuierlich intravenös verabreicht Verwendung. Hier scheint die bessere Steuerbarkeit gegenüber der subcutanen Gabe eines niedermolekularen Heparins ausschlaggebend zu sein, die niedrigere Halbwertszeit des unfraktionierten Heparins ist in dieser Phase der Behandlung ein erwünschter Vorteil. Dieser wird im weiteren Verlauf der Behandlung weniger relevant, was die von etwa einem Drittel der unfraktioniertes Heparin einsetzenden Kliniken praktizierte Umstellung auf niedermolekulares Heparin zeigt. Auffallenderweise ist der Anteil der Kliniken, die auf diese Weise vorgehen, bei intrakraniellen Tumoreingriffen am höchsten (5,8% vs. 1,9-3,8%). Dies kann als Ausdruck einer gerade bei intrakraniellen Eingriffen ausgeprägten Furcht vor Nachblutungen interpretiert werden, die zur besonderen Zurückhaltung bei der Verwendung langwirksamer antikoagulatorisch wirksamer Substanzen bewegt.

Mit aktuell je nach Eingriff 25,5-62,1% (n=25-64) gegenüber 6-9% im Jahr 2001 hat der präoperative Beginn der Heparingabe deutlich zugenommen. Mit einer Gabe am Morgen oder Abend am Vortag der Operation kann angesichts der Halbwertzeit von Heparin keine relevante Wirkung mehr während des Eingriffs bestehen. Einer intraoperativen Formation von Thromben wird also nicht entgegengewirkt - freilich darf nicht erst seit den Ergebnissen von Kleindienst und Nurmumahet unterstellt werden, dass kein Neurochirurg unter aktiver Antikoagulation arbeitet. Der Ansatzpunkt der präoperativen Gabe liegt also offensichtlich präoperativ. Gründe für ein präoperativ erhöhtes Thromboserisiko sind im neurochirurgischen Patientengut tatsächlich zu finden, insbesondere Paresen mit resultierender Immobilisation und die thrombogene Aktivität von Hirntumoren. Das Vorhandensein dieser Risikofaktoren ist keine Entwicklung der letzten Jahre, so dass das Vorhandensein eines besonderen Thromboserisikos als unverändert betrachtet werden darf. Geändert hat sich offensichtlich die Reaktion auf dieses Risiko. Es darf also angenommen werden, dass das Auftreten von Nachblutungen bei der präoperativen Gabe von Heparin nicht mehr in dem Maß befürchtet wird, wie es noch vor Jahren der Fall war.

Die Verwendung antithrombotischer Strümpfe ist mit aktuell 90% (n=93) gegenüber 91% (n=31) 2001 nahezu unverändert weit verbreitet. Im Kontrast zur in der aktuellen S3-Leitlinie Thromboseprophylaxe der AWMF zum Ausdruck gebrachten Befürchtung scheint ihr Einsatz weder durch spezifische Kontraindikationen wie arterielle Durchblutungsstörungen, schwere Neuropathien und lokale Läsionen noch durch die angeführten Limitationen in Handhabung und Verfügbarkeit wesentlich eingeschränkt zu sein. Auch der Kostenfaktor ist bei dieser Betrachtung zu erwähnen. Rechnet man nach eigener Internetrecherche mit 35€ für 1 Paar antithrombotischer Strümpfe und den eventuelle Hausvereinbarungen nicht berücksichtigenden Angaben der Roten Liste von 60€ für 10 Fertigspritzen Clexane 40 mg, so tragen die physikalischen Maßnahmen in einem nach den Ergebnissen dieser Arbeit nicht ungewöhnlichen Regime mit Verwendung antithrombotischer Strümpfe und zehntägiger Gabe von Enoxaparin mit rund einem Drittel zu den Gesamtkosten der Thromboseprophylaxe bei. Die weiter oben beschriebene Senkung der Inzidenz von Thrombosen durch die alleinige oder kombinierte Anwendung antithrombotischer Strümpfe rechtfertigt ihre Verwendung unter den beschriebenen Begleitumständen also für einen Großteil der befragten Kliniken. Dies entspricht auch der Empfehlung der oben erwähnten Leitlinie für neurochirurgische Eingriffe.

Bei der Wahl der Substanz und des Zeitpunkts ihrer Gabe zeigt sich eine Tendenz zur kombinierten Verwendung niedermolekularer Heparine und antithrombotischer Strümpfe, mit einem je nach Eingriff präoperativen oder früh postoperativen Beginn der prophlyaktischen Maßnahmen. Allerdings ist nicht geklärt, in welchem Maß eine solche Kombination die allein medikamentöse Prophylaxe übertrifft.

In der vorliegenden Arbeit lässt sich bei spinalen Eingriffen ein Trend zur Standardisierung beobachten. Nahezu alle Kliniken beginnen früh, also präoperativ oder spätestens am ersten postoperativen Tag mit der Gabe von Heparin. Bei intrakraniellen Eingriffen ist die Situation uneinheitlicher: Nur 71-73% bilden hier die Hauptgruppe der bereits früh mit der Gabe von Heparin beginnenden Kliniken. Ein Standard für intrakranielle Eingriffe ist nicht zu finden, unterscheiden sich die verschiedenen Protokolle doch deutlich bezüglich des Beginns und der Dauer der Heparingabe und sehen teilweise auch eine ausschließlich mechanische Thromboseprophylaxe vor.

Die Verwendung von Heparinen zur perioperativen Thromboseprophylaxe hat sich in vielen Kliniken durchgesetzt, obwohl neurochirurgische Eingriffe bei der Indikation nicht berücksichtigt sind und formal sogar eine Kontraindikation zur Verwendung nach Operationen am Zentralen Nervensystem besteht. Wie hiermit umgegangen werden kann, bleibt eine offene medizinische und medicolegale Frage. Bewegt sich der klinisch tätige Neurochirurg mit einer routinemäßigen medikamentösen Thromboseprophylaxe in die Nähe eines Behandlungsfehlers? Es mangelt an Daten, die eine konkrete Angabe von Risiko und Nutzen einer Heparingabe in Abhängigkeit vom Zeitpunkt erlauben. Die leitliniengerechte „medizinische Begründung auf Basis der Nutzen-Risiko-Abwägung" wird durch diesen Mangel an Daten deutlich erschwert. Aufgrund praktischer und ethischer Aspekte mag jedoch, wie 2011 von Hamilton ausgeführt, nicht mehr mit randomisierten Studien zu rechnen sein, die Heparine im Hinblick auf das Blutungsrisiko mit Placebo vergleichen. Als Alternative verbleibt die unter diesem Aspekt umso wichtigerer Beobachtungsstudie unter Nutzung des vorhandenen Spektrums an Prophylaxeprotokollen.

6. Schlussfolgerungen und Perspektiven

Dem hohen Risiko bei neurochirurgischen Patienten für die Ausbildung einer tiefen Venenthrombose oder einer pulmonalen Embolie wird mit einer Thromboseprophylaxe Rechnung getragen, die an den meisten deutschen Häusern eine Kombination physikalischer Methoden mit pharmakologischen Methoden vorsieht. Dabei ist die Anwendung antithrombotischer Strümpfe zusammen mit der Gabe meist niedermolekularer Heparine am verbreitetsten, wenngleich für jedes der verwendeten Heparine die Kontraindikation eines neurochirurgischen Eingriffs besteht. Die Details der Anwendung unterscheiden sich teilweise deutlich, ebenso wie die Meinungen darüber, wann die Prophylaxe beginnen und enden sollte, um das günstigste Verhältnis zwischen Senkung des thrombembolischen Risikos und möglicher Erhöhung der Nachblutungsrate zu erreichen. Dies trifft besonders für die intrakraniellen Eingriffe zu, während bei den spinalen Eingriffen ein Trend zur Standardisierung beobachtet werden kann.

Die Existenz relevanter Unterschiede in der Durchführung der Thromboseprophylaxe beruht auch auf dem Umstand, dass die in der Literatur verfügbaren Daten es nicht erlauben, ein optimales Protokoll zu identifizieren.

Nach der in dieser Arbeit durchgeführten Bestandsaufnahme der vorhandenen unterschiedlichen Protokolle zur perioperativen Thromboseprophylaxe wäre der nächste notwendige Schritt auf dem Weg zu einem Konsens die prospektive multizentrische Registrierung von Thrombose- und Nachblutungsraten für verschiedene Eingriffe an Häusern mit deutlich voneinander abweichenden Protokollen. Solche Daten würden es ermöglichen, insbesondere bei intrakraniellen Eingriffen einen den speziellen Gegebenheiten der Neurochirurgie angepassten Standard zur Thromboseprophylaxe zu entwickeln.

7. Zusammenfassung

Das ernstzunehmende Risiko für die Ausbildung einer tiefen Venenthrombose oder einer pulmonalen Embolie mit potenziell letalem Ausgang macht eine Thromboseprophylaxe notwendig, die die besonderen Gegebenheiten der Neurochirurgie berücksichtigt. Die Verminderung des thrombembolischen Risikos ist abzuwägen gegen eine Erhöhung des Risikos für hämorrhagische Komplikationen durch die eingesetzten prophylaktischen Maßnahmen. Diese Risikoabwägung fällt von Methode zu Methode und Haus zu Haus unterschiedlich aus, was zu einer Vielzahl von Protokollen für ein umschriebenes Spektrum an Eingriffen führte.

In dieser Arbeit wurden erstmals alle Kliniken der Fachgesellschaft zur Art der perioperativen Thromboseprophylaxe befragt und die bestehenden Protokolle erfasst. Dabei zeigte sich eine vorherrschende Gabe niedermolekularer Heparine in Kombination mit der Anwendung antithrombotischer Strümpfe. Verglichen mit einer früheren Erhebung wird die erste Heparingabe nun früher, in den meisten Kliniken präoperativ oder am ersten postoperativen Tag gegeben.

Neben weitreichenden Parallelen finden sich nach wie vor deutliche Unterschiede in der Auswahl und Anwendung prophylaktischer Methoden, insbesondere bei intrakraniellen Eingriffen. Eine prospektive multizentrische Registrierung von Ereignissen, die als Indikator für die Sicherheit respektive die Effektivität des verwendeten Protokolls dienen, wird zur Entwicklung eines Standards beitragen.

Literaturverzeichnis

Agnelli G, Sonaglia F (1997) Prevention of venous thromboembolism in high risk patients. Haematologica 82(4):496-502

Agnelli G, Piovella F, Buoncristiani P, Severi P, Pini M, D'Angelo A, Beltrametti C, Damiani M, Andrioli GC, Pugliese R, Iorio A, Brambilla G (1998) Enoxaparin plus compression stockings compared with compression stockings alone in the prevention of venous thromboembolism after elective neurosurgery. N Engl J Med 339(2):80-5

Attia J, Ray JG, Cook DJ, Douketis J, Ginsberg JS, Geerts WH (2001) Deep vein thrombosis and its prevention in critically ill adults. Arch Intern Med 161(10):1268-79

Arbeitsgemeinschaft der Wissenschaftlichen Medizinischen Fachgesellschaften (1996), Leitlinie Medizinischer Thromboseprophylaxestrumpf. AWMF online, URL: http://www.uni-duesseldorf.de/AWMF/ll/037-006.htm, Stand 06.05.2010, aufgerufen am 21.11.2010

Arbeitsgemeinschaft der Wissenschaftlichen Medizinischen Fachgesellschaften (2009), Leitlinie Prophylaxe der venösen Thromboembolie. AWMF online, URL: http://www.uni-duesseldorf.de/awmf/ll/003-001.htm, Stand 18.03.2009, aufgerufen am 21.11.2010

Barnett HG, Clifford JR, Llewellyn RC (1977) Safety of mini-dose heparin administration for neurosurgical patients. J Neurosurg 47(1):27-30

Bergqvist D, Burmark US, Frisell J, Guilbaud O, Hallböök T, Horn A, Lindhagen A, Ljungner H, Ljungström KG, Mätzsch T (1990) Thromboprophylactic effect of low molecular weight heparin started in the evening before elective general abdominal surgery: a comparison with low-dose heparin. Semin Thromb Hemost 16 Suppl:19-24

Bergqvist D, Eldor A, Thorlacius-Ussing O, Combe S, Cossec-Vion M.J., (1997) Efficacy and safety of enoxaparin versus unfractionated heparin for prevention of deep vein thrombosis in elective cancer surgery: a double-blind randomized multicentre trial with venographic assessment. The British journal of surgery 84(8):1099-103

Boström S, Holmgren E, Jonsson O, Lindberg S, Lindström B, Winsö I, Zachrisson B (1986) Postoperative thromboembolism in neurosurgery. A study on the prophylactic effect of calf muscle stimulation plus dextran compared to low-dose heparin. Acta neurochirurgica 80(3-4):83-9

Browd SR, Ragel BT, Davis GE, Scott AM, Skalabrin EJ, Couldwell WT (2004) Prophylaxis for deep venous thrombosis in neurosurgery: a review of the literature. Neurosurgical focus 17(4):E1

Bucci MN, Papadopoulos SM, Chen JC, Campbell JA, Hoff JT (1989) Mechanical prophylaxis of venous thrombosis in patients undergoing craniotomy: a randomized trial. Surgical neurology 32(4): 285-8

Cerrato D, Ariano C, Fiacchino F (1978) Deep vein thrombosis and low-dose heparin prophylaxis in neurosurgical patients. J Neurosurg 49(3):378-81

Clagett GP, Reisch JS (1988) Prevention of venous thromboembolism in general surgical patients. Results of meta-analysis. Ann Surg 208(2):227-40

Clagett GP, Anderson FA, Heit J, Levine MN, Wheeler HB (1995) Prevention of venous thromboembolism. Chest 108 (4 Suppl):312S-334S

Collen JF, Jackson JL, Shorr AF, Moores LK (2008) Prevention of venous thromboembolism in neurosurgery: a metaanalysis. Chest 134(2):237-49

Cupitt JM (2001) Prophylaxis against thromboembolism in patients with traumatic brain injury: a survey of UK practice. Anaesthesia 56(8):780-85

Dickinson LD, Miller LD, Patel CP, Gupta SK (1998) Enoxaparin increases the incidence of postoperative intracranial hemorrhage when initiated preoperatively for deep venous thrombosis prophylaxis in patients with brain tumors. Neurosurgery 43(5):1074-81

Fareed J, Walenga JM, Iyer L, Hoppensteadt D, Pifarre R (1991) An objective perspective on recombinant hirudin: a new anticoagulant and antithrombotic agent. Blood Coagul Fibrinolysis 2 (1):135-47

Fareed J (1991) Venous thromboprophylaxis in the 1990s: a perspective. Semin Thromb Hemost 17(4):317-21

Frim DM, Barker FG, Poletti CE, Hamilton AJ (1992) Postoperative low-dose heparin decreases thromboembolic complications in neurosurgical patients. Neurosurgery 30 (6):830-2; discussion 832-3

Geerts WH, Heit JA, Clagett GP, Pineo GF, Colwell CW, Anderson FA, Wheeler HB (2001) Prevention of venous thromboembolism. Chest 119(1 Suppl):132S-175S

Geerts WH, Pineo GF, Heit JA, Bergqvist D, Lassen MR, Colwell CW, Ray JG (2004) Prevention of venous thromboembolism: the Seventh ACCP Conference on Antithrombotic and Thrombolytic Therapy. Chest 126 (3 Suppl):338S-400S

Geerts WH, Bergqvist D, Pineo GF, Heit JA, Samama CM, Lassen MR, Colwell CW (2008) Prevention of venous thromboembolism: American College of Chest Physicians Evidence-Based Clinical Practice Guidelines (8th Edition). Chest 133(6 Suppl):381S-453S

Gerlach R, Raabe A, Beck J, Woszczyk A, Seifert V (2004) Postoperative nadroparin administration for prophylaxis of thromboembolic events is not associated with an increased risk of hemorrhage after spinal surgery. European spine journal : official publication of the European Spine Society, the European Spinal Deformity Society, and the European Section of the Cervical Spine Research Society 13(1):9-13

Goldhaber SZ, Dunn K, Gerhard-Herman M, Park JK, Black PMcL (2002) Low rate of venous thromboembolism after craniotomy for brain tumor using multimodality prophylaxis. Chest 122(6): 1933-7

Green D, Lee MY, Lim AC, Chmiel JS, Vetter M, Pang T, Chen D, Fenton L, Yarkony GM, Meyer PR (1990) Prevention of thromboembolism after spinal cord injury using low-molecular-weight heparin. Ann Intern Med 113 (8):571-4

Green D, Hull RD, Mammen EF, Merli GJ, Weingarden SI, Yao JS (1992) Deep vein thrombosis in spinal cord injury. Summary and recommendations. Chest 102(6 Suppl):633S-635S

Haas S (1993) European consensus statement on the prevention of venous thromboembolism. European Consensus Conference, Windsor, U.K., November, 1991. Blood Coagul Fibrinolysis 4 Suppl 1:S5-8

Haines SJ, Walters BC (1993) Proof of equivalence. The inference of statistical significance. "Caveat emptor". Neurosurgery 33(3):432-3

Hamilton MG, Hull RD, Pineo GF (1994) Venous thromboembolism in neurosurgery and neurology patients: a review. Neurosurgery 34(2):280-96:

Heidecke V, Rainov NG, Heidecke K, Burkert W (1997) [Thromboembolic complications in neurosurgical patients]. Zentralblatt für Chirurgie 122(5):367-73

Heit JA, Silverstein MD, Mohr DN, Petterson TM, Lohse CM, O'Fallon WM, Melton LJ (2001) The epidemiology of venous thromboembolism in the community. Thromb Haemost 86(1):452-63

Heit JA, O'Fallon WM, Petterson TM, Lohse CM, Silverstein MD, Mohr DN, Melton LJ (2002) Relative impact of risk factors for deep vein thrombosis and pulmonary embolism: a population-based study. Arch Intern Med 162(11):1245-8

Hull RD, Pineo GF (1998) Prophylaxis of deep venous thrombosis and pulmonary embolism. Current recommendations. Med Clin North Am 82(3):477-93

Iorio A, Agnelli G (2000) Low-molecular-weight and unfractionated heparin for prevention of venous thromboembolism in neurosurgery: a meta-analysis. Arch Intern Med 160(15):2327-32

Jacobs DG, Piotrowski JJ, Hoppensteadt DA, Salvator AE, Fareed J (1996) Hemodynamic and fibrinolytic consequences of intermittent pneumatic compression: preliminary results. The Journal of trauma 40(5):710-16:

Kakkar VV, Stringer MD (1990) Prophylaxis of venous thromboembolism. World journal of surgery 14(5):670-8

Kakkar VV, Cohen AR, Edmonson RA, Philips MJ, Cooper DJ, Das SK, Maher KT, Sanderson RM, Ward VP, Kakkar S (1993) Low molecular weight versus standard heparin for prevention of venous thromboembolism after major abdominal surgery. The Thromboprophylaxis Collaborative Group. Lancet 341(8840):259-65

Kaplan RE, Czyrny JJ, Fung TS, Unsworth JD, Hirsh J (2002) Electrical foot stimulation and implications for the prevention of venous thromboembolic disease. Thromb Haemost 88(2):200-4

Kearon C, Hirsh J (1995) Starting prophylaxis for venous thromboembolism postoperatively. Arch Intern Med 155 4):366-72

Kearon C, Kahn SR, Agnelli G, Goldhaber S, Raskob GE, Comerota AJ (2008) Antithrombotic therapy for venous thromboembolic disease: American College of Chest Physicians Evidence-Based Clinical Practice Guidelines (8th Edition). Chest 133(6 Suppl):454S-545S

Kleindienst A, Harvey HB, Mater E, Bronst J, Flack J, Herenz K, Haupt WF, Schön R (2003) Early antithrombotic prophylaxis with low molecular weight heparin in neurosurgery. Acta neurochirurgica 145(12):1085-90:

Lindström B, Holhdahl C, Jonsson O, Korsan-Bengtsen K, Lindberg S, Petrusson B, Pettersson S, Wikstrand J, Wojciechowski J (1982) Prediction and prophylaxis of postoperative thromboembolism--a comparison between peroperative calf muscle stimulation with groups of impulses and dextran 40. The British journal of surgery 69(11):633-7

Llau JV (1999) Safety of neuraxial anesthesia in patients receiving perioperative low-molecular-weight heparin for thromboprophylaxis. Chest 116(6):1843-4

Macdonald RL, Amidei C, Lin G, Munshi I, Baron J, Weir BK, Brown F, Erickson RK, Hekmatpanah J (1999) Safety of perioperative subcutaneous heparin for prophylaxis of venous thromboembolism in patients undergoing craniotomy. Neurosurgery 45(2):245-51

Masor J (1995) Current management of deep venous thrombosis and pulmonary embolism. Contemporary Neurosurgery 17(4):6

Nicolaides AN, Miles C, Hoare M, Jury P, Helmis E, Venniker R (1983) Intermittent sequential pneumatic compression of the legs and thromboembolism-deterrent stockings in the prevention of postoperative deep venous thrombosis. Surgery 94(1):21-5

Nicolaides AN, Breddin HK, Fareed J, Goldhaber S, Haas S, Hull R, Kalodiki E, Myers K, Samama M, Sasahara A (2001) Prevention of venous thromboembolism. International Consensus Statement. Guidelines compiled in accordance with the scientific evidence. International angiology : a journal of the International Union of Angiology 20(1):1-37

Norwood SH, McAuley CE, Berne JD, Vallina VL, Kerns DB, Grahm TW, Short K, McLarty JW (2002) Prospective evaluation of the safety of enoxaparin prophylaxis for venous thromboembolism in patients with intracranial hemorrhagic injuries. Archives of surgery (Chicago, Ill : 1960) 137(6): 696-701:

Nurmohamed MT, Verhaeghe R, Haas S, Iriarte JA, Vogel G, van Rij AM, Prentice CR, ten Cate JW (1995) A comparative trial of a low molecular weight heparin (enoxaparin) versus standard heparin for the prophylaxis of postoperative deep vein thrombosis in general surgery. Am J Surg (1995)169(6):567-71

Palmer JD, Sparrow OC, Iannotti F (1994) Postoperative hematoma: a 5-year survey and identification of avoidable risk factors. Neurosurgery 35(6):1061-4

Paoletti C, Maubec E, Raggueneau JL, George B, Robine D, Matheron R, Cophignon J, Rey A (1989) [Clinical tolerance of CY 216 (Fraxiparin) in the prevention of thromboembolic accidents after neurosurgery]. Agressologie 30(6):363-6

Raabe A, Gerlach R, Zimmermann M, Seifert V (2000) [Practice of perioperative thromboembolic prophylaxis in neurosurgery: results of a German survey]. Zentralbl Neurochir 61 (2):103-10

Raabe A, Gerlach R, Zimmermann M, Seifert V (2001) The risk of haemorrhage associated with early postoperative heparin administration after intracranial surgery. Acta neurochirurgica 143(1): 1-7

Rote Liste (2010) Rote Liste Online.URL: http://www.rote-liste.de/Online, aufgerufen am 22.11.2010

Sawaya R, Highsmith RF (1992) Postoperative venous thromboembolism and brain tumors: Part III. Biochemical profile. J Neurooncol 14(2):113-8

Siemens HJ, Brueckner S, Hagelberg S, Wagner T, Schmucker P (1999) Course of molecular hemostatic markers during and after different surgical procedures. Journal of clinical anesthesia 11(8):622-9

Skillman JJ, Collins RE, Coe NP, Goldstein BS, Shapiro RM, Zervas NT, Bettmann MA, Salzman EW (1978) Prevention of deep vein thrombosis in neurosurgical patients: a controlled, randomized trial of external pneumatic compression boots. Surgery 83(3):354-8

Stephens PH, Healy MT, Smith M, Jewkes DA (1995) Prophylaxis against thromboembolism in neurosurgical patients: a survey of current practice in the United Kingdom. British journal of neurosurgery 9(2):159-63

Warkentin TE, Levine MN, Hirsh J, Horsewood P, Roberts RS, Gent M, Kelton JG (1995) Heparin-induced thrombocytopenia in patients treated with low-molecular-weight heparin or unfractionated heparin. N Engl J Med 332(20):1330-5

Warkentin TE, Maurer BT, Aster RH (2007) Heparin-induced thrombocytopenia associated with fondaparinux. N Engl J Med 356(25):2653-5

Weitz JI (1997) Low-molecular-weight heparins. N Engl J Med 337(10):688-98

Anhang I - Fragebogen

1. Spinale Operationen

1.1. Extradurale Prozeduren

1.1.1. Erhalten Patienten, bei denen in Ihrer Klinik eine Discektomie, eine (Teil-)Laminektomie bei spinaler Stenose, eine Instrumentation zur Stabilisierung oder die Entfernung eines extraduralen, spinalen Tumors durchgeführt wird, *routinemäßig* eine standardisierte Thromboseprophylaxe mit fraktioniertem oder unfraktioniertem Heparin? Wenn ja: Welches Präparat in welcher Dosierung über welchen Zeitraum?

ja O nein O

Die Patienten erhalten	Dosis in ml oder I.E.	....x/tgl.	bereits präoperativ	ab dem...... postop. Tag	bis zum...... postop. Tag	bis zur Entlassung
Monoembolex® (Certoparin)	3000 I.E.	....	O	....	....	O
FragminP/forte® (Dalteparin)	2500 I.E.	....	O	....	....	O
	5000 I.E.	....	O	....	....	O
Clexane® (Enoxaparin)	0,2 ml	....	O	....	....	O
	0,4 ml	....	O	....	....	O
Fraxiparin® (Nadroparin)	0,3 ml	....	O	....	....	O
Clivarin® (Reviparin)	0,25 ml	....	O	....	....	O
innohep® (Tinzaparin)	0,35 ml	....	O	....	....	O
Heparin	........I.E.	....	O	....	....	O

1.1.2. Erhalten Patienten, bei denen in Ihrer Klinik eine Discektomie, eine Laminektomie bei spinaler Stenose, eine Instrumentation zur Stabilisierung oder die Entfernung eines extraduralen, spinalen Tumors durchgeführt wird, *routinemäßig* eine standardisierte Thromboseprophylaxe durch Anwendung von Anti-Thrombose-Strümpfen oder anderer mechanischer Verfahren? Wenn ja: Über welchen Zeitraum?

ja O nein O

Bereits präoperativ O   ab dem ....postop. Tag   bis zum ....postop. Tag   bis zur Entlassung O

Anmerkungen/Einschränkungen:................

1.2. Intradurale Prozeduren

1.2.1. Erhalten Patienten, bei denen in Ihrer Klinik ein intraduraler, spinaler Tumor entfernt wird, <u>routinemäßig</u> eine standardisierte Thromboseprophylaxe mit fraktioniertem oder unfraktioniertem Heparin ? Wenn ja: Welches Präparat in welcher Dosierung über welchen Zeitraum ?

ja O   nein O

Die Patienten erhalten	Dosis in ml oder I.E.	....x/tgl.	bereits präoperativ	ab dem..... postop. Tag	bis zum..... postop. Tag	bis zur Entlassung
Monoembolex® (Certoparin)	3000 I.E.	....	O	....	....	O
FragminP/forte® (Dalteparin)	2500 I.E.	....	O	....	....	O
	5000 I.E.	....	O	....	....	O
Clexane® (Enoxaparin)	0,2 ml	....	O	....	....	O
	0,4 ml	....	O	....	....	O
Fraxiparin® (Nadroparin)	0,3 ml	....	O	....	....	O
Clivarin® (Reviparin)	0,25 ml	....	O	....	....	O
innohep® (Tinzaparin)	0,35 ml	....	O	....	....	O
Heparin	........I.E.	....	O	....	....	O

1.2.2. Erhalten Patienten, bei denen in Ihrer Klinik ein intraduraler, spinaler Tumor entfernt wird, <u>routinemäßig</u> eine standardisierte Thromboseprophylaxe durch Anwendung von Anti-Thrombose-Strümpfen oder anderer mechanischer Verfahren? Wenn ja: Über welchen Zeitraum ?

ja O   nein O

Bereits präoperativ O   ab dem ......postop. Tag   bis zum ......postop. Tag   bis zur Entlassung O

Anmerkungen/Einschränkungen:..

2. Intrakranielle Eingriffe

2.1. Tumore/vaskuläre Operationen

2.1.1. Erhalten Patienten, bei denen in Ihrer Klinik ein intrakranieller Tumor entfernt oder eine vaskuläre Malformation ausgeschaltet wird, *routinemäßig* eine standardisierte Thromboseprophylaxe mit fraktioniertem oder unfraktioniertem Heparin ? Wenn ja: Welches Präparat in welcher Dosierung über welchen Zeitraum ?

ja O   nein O

Die Patienten erhalten	Dosis in ml oder I.E.	....x/tgl.	bereits präoperativ	ab dem...... postop. Tag	bis zum...... postop. Tag	bis zur Entlassung
Monoembolex® (Certoparin)	3000 I.E.	....	O	....	....	O
FragminP/forte® (Dalteparin)	2500 I.E.	....	O	....	....	O
	5000 I.E.	....	O	....	....	O
Clexane® (Enoxaparin)	0,2 ml	....	O	....	....	O
	0,4 ml	....	O	....	....	O
Fraxiparin® (Nadroparin)	0,3 ml	....	O	....	....	O
Clivarin® (Reviparin)	0,25 ml	....	O	....	....	O
innohep® (Tinzaparin)	0,35 ml	....	O	....	....	O
Heparin	........I.E.	....	O	....	....	O

2.1.2. Erhalten Patienten, bei denen in Ihrer Klinik ein intrakranieller Tumor entfernt oder eine vaskuläre Malformation ausgeschaltet wird, *routinemäßig* eine standardisierte Thromboseprophylaxe durch Anwendung von Anti-Thrombose-Strümpfen oder anderer mechanischer Verfahren?

ja O   nein O

Bereits präoperativ O   ab dem ....postop. Tag   bis zum ....postop. Tag   bis zur Entlassung O

Anmerkungen/Einschränkungen:..........................

2.2 Eingriffe bei Hämatomen

2.2.1. Erhalten Patienten, die in Ihrer Klinik an einem Subduralhämatom (akut/chronisch) oder einer intracerebralen Blutung (spontan/traumatisch) operiert werden, *routinemäßig* eine standardisierte Thromboseprophylaxe mit fraktioniertem oder unfraktioniertem Heparin ? Wenn ja: Welches Präparat in welcher Dosierung über welchen Zeitraum ?

ja O   nein O

Die Patienten erhalten

	Dosis in ml oder I.E.	....x/tgl.	bereits präoperativ	ab dem...... postop. Tag	bis zum...... postop. Tag	bis zur Entlassung
Monoembolex® (Certoparin)	3000 I.E.	....	O	....	....	O
FragminP/forte® (Dalteparin)	2500 I.E.	....	O	....	....	O
Clexane® (Enoxaparin)	5000 I.E.	....	O	....	....	O
	0,2 ml	....	O	....	....	O
Fraxiparin® (Nadroparin)	0,4 ml	....	O	....	....	O
Clivarin® (Reviparin)	0,3 ml	....	O	....	....	O
innohep® (Tinzaparin)	0,25 ml	....	O	....	....	O
Heparin	0,35 ml	....	O	....	....	O
	..........I.E.					

2.2.2. Erhalten Patienten, die in Ihrer Klinik an einem Epidural- oder Subduralhämatom (akut/chronisch) operiert werden, *routinemäßig* eine standardisierte Thromboseprophylaxe durch Anwendung von Anti-Thrombose-Strümpfen oder anderer mechanischer Verfahren?

Wenn ja: Über welchen Zeitraum ?

ja O   nein O

Bereits präoperativ O   ab dem ....postop. Tag   bis zum ......postop. Tag   bis zur Entlassung O

Anmerkungen/Einschränkungen:..

3. Zusätzliche Fragen

Die folgenden Fragen beantworten Sie bitte nach Ihrer persönlichen Einschätzung und klinischen Erfahrung.

3.1.
Erhöht eine low-dose Therapie mit fraktioniertem oder unfraktioniertem Heparin, die ab dem 1. postoperativen Tag erfolgt, nach **intrakraniellen** Eingriffen das Risiko für Blutungsereignisse, die klinisch wirksam sind und/oder eine operative Revision erfordern?

Nein O   ja, in hohem Maße O   ja, mäßig O   ja, gering O   ja, sehr gering O

3.2.
Erhöht eine low-dose Therapie mit fraktioniertem oder unfraktioniertem Heparin, die ab dem 1. postoperativen Tag erfolgt, nach **spinalen** Eingriffen das Risiko für Blutungsereignisse, die klinisch wirksam sind und/oder eine operative Revision erfordern?

Nein O   ja, in hohem Maße O   ja, mäßig O   ja, gering O   ja, sehr gering O

3.3.
Erhöht eine low-dose Therapie mit fraktioniertem oder unfraktioniertem Heparin, die ab dem 3. postoperativen Tag erfolgt, nach **intrakraniellen** Eingriffen das Risiko für Blutungsereignisse, die klinisch wirksam sind und/oder eine operative Revision erfordern?

Nein O   ja, in hohem Maße O   ja, mäßig O   ja, gering O   ja, sehr gering O

3.4.
Erhöht eine low-dose Therapie mit fraktioniertem oder unfraktioniertem Heparin, die ab dem 3. postoperativen Tag erfolgt, nach **spinalen** Eingriffen das Risiko für Blutungsereignisse, die klinisch wirksam sind und/oder eine operative Revision erfordern?

Nein O   ja, in hohem Maße O   ja, mäßig O   ja, gering O   ja, sehr gering O

3.5.

3.6.
Erhöht eine low-dose Therapie mit fraktioniertem oder unfraktioniertem Heparin, die ab dem **5.** postoperativen Tag erfolgt, nach **intrakraniellen** Eingriffen das Risiko für Blutungsereignisse, die klinisch wirksam sind und/oder eine operative Revision erfordern?

Nein O   ja, in hohem Maße O   ja, mäßig O   ja, gering O   ja, sehr gering O

3.7.
Erhöht eine low-dose Therapie mit fraktioniertem oder unfraktioniertem Heparin, die ab dem **1.** postoperativen Tag erfolgt, nach **spinalen** Eingriffen das Risiko für Blutungsereignisse, die klinisch wirksam sind und/oder eine operative Revision erfordern?

Nein O   ja, in hohem Maße O   ja, mäßig O   ja, gering O   ja, sehr gering O

Senkt eine low-dose Therapie mit fraktioniertem oder unfraktioniertem Heparin, die ab dem **1.** postoperativen Tag erfolgt, nach **intrakraniellen** Eingriffen das Risiko für die Ausbildung von Thrombosen bzw. das Auftreten thromboembolischer Ereignisse bei mobilisierten, gefährdeten Patienten?

Nein O   ja, in hohem Maße O   ja, mäßig O   ja, gering O   ja, sehr gering O

3.8.
Senkt eine low-dose Therapie mit fraktioniertem oder unfraktioniertem Heparin, die ab dem **1.** postoperativen Tag erfolgt, nach **spinalen** Eingriffen das Risiko für die Ausbildung von Thrombosen bzw. das Auftreten thromboembolischer Ereignisse bei mobilisierten, gehfähigen Patienten?

Nein O   ja, in hohem Maße O   ja, mäßig O   ja, gering O   ja, sehr gering O

3.9.
Senkt eine low-dose Therapie mit fraktioniertem oder unfraktioniertem Heparin, die ab dem **3.** postoperativen Tag erfolgt, nach **intrakraniellen** Eingriffen das Risiko für die Ausbildung von Thrombosen bzw. das Auftreten thromboembolischer Ereignisse bei mobilisierten, gehfähigen Patienten?

Nein O   ja, in hohem Maße O   ja, mäßig O   ja, gering O   ja, sehr gering O

3.10.
Senkt eine low-dose Therapie mit fraktioniertem oder unfraktioniertem Heparin, die ab dem **3.** postoperativen Tag erfolgt, nach **spinalen** Eingriffen das Risiko für die Ausbildung von Thrombosen bzw. das Auftreten thrombembolischer Ereignisse bei mobilisierten, gehfähigen Patienten?

Nein O   ja, in hohem Maße O   ja, mäßig O   ja, gering O   ja, sehr gering O

3.11.
Senkt eine low-dose Therapie mit fraktioniertem oder unfraktioniertem Heparin, die ab dem **5.** postoperativen Tag erfolgt, nach **intrakraniellen** Eingriffen das Risiko für die Ausbildung von Thrombosen bzw. das Auftreten thrombembolischer Ereignisse bei mobilisierten, gehfähigen Patienten?

Nein O   ja, in hohem Maße O   ja, mäßig O   ja, gering O   ja, sehr gering O

3.12.
Senkt eine low-dose Therapie mit fraktioniertem oder unfraktioniertem Heparin, die ab dem **5.** postoperativen Tag erfolgt, nach **spinalen** Eingriffen das Risiko für die Ausbildung von Thrombosen bzw. das Auftreten thrombembolischer Ereignisse bei mobilisierten, gehfähigen Patienten?

Nein O   ja, in hohem Maße O   ja, mäßig O   ja, gering O   ja, sehr gering O

3.13. Haben Sie in den letzten 5 Jahren ein standardisiertes Regime zur Thrombose-/Embolieprophylaxe geändert?

Nein O   ja O

Wenn ja, bitte kurze Erläuterung inwiefern und aus welchem Grunde.

....
....

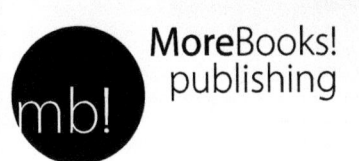
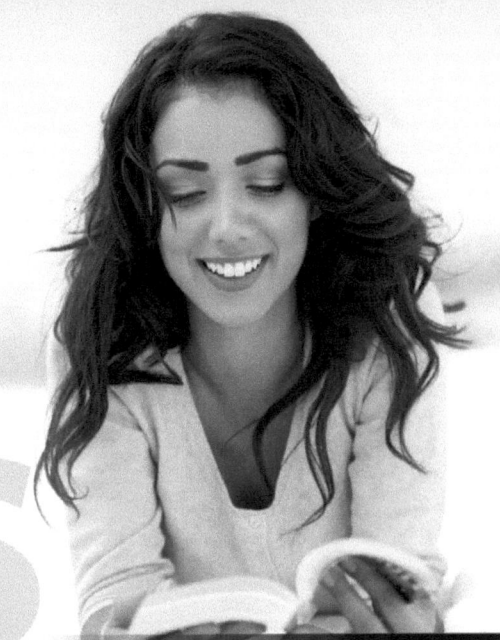

i want morebooks!

Buy your books fast and straightforward online - at one of world's fastest growing online book stores! Environmentally sound due to Print-on-Demand technologies.

Buy your books online at
www.get-morebooks.com

Kaufen Sie Ihre Bücher schnell und unkompliziert online – auf einer der am schnellsten wachsenden Buchhandelsplattformen weltweit! Dank Print-On-Demand umwelt- und ressourcenschonend produziert.

Bücher schneller online kaufen
www.morebooks.de

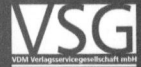

VDM Verlagsservicegesellschaft mbH
Heinrich-Böcking-Str. 6-8
D - 66121 Saarbrücken

Telefon: +49 681 3720 174
Telefax: +49 681 3720 1749

info@vdm-vsg.de
www.vdm-vsg.de

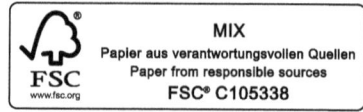

Printed by Books on Demand GmbH, Norderstedt / Germany